— Les voies nouvelles doivent avoir une orientation telle que l'aération et l'ensoleillement des immeubles construits en bordure soit assurée aussi bien que possible.

— On devra régler à l'avenir, suivant la latitude du lieu, la hauteur des maisons, la largeur des rues, les dimensions des cours, en tenant compte de l'orientation, de façon que chaque façade puisse recevoir chaque jour, de la base au sommet, pendant quelques heures les rayons solaires directs. —

Eau d'alimentation. — De même que le soleil doit pénétrer librement, l'eau doit être fournie en abondance à la population.

Les vœux émis à ce sujet ne semblent pas exempts de toute critique et pourraient être revus, au moins pour être complétés.

Le Congrès de Genève déclare :

— L'eau nécessaire à l'hygiène, à la santé, doit être fournie en abondance par les municipalités. —

Nous signalerons que ce vœu est incomplet car il *ne se préoccupe pas* de la *qualité de l'eau fournie* et reste *muet* sur *les conditions qu'elle doit remplir pour être bonne à consommer.*

Les vœux suivants, relatifs aux sources et aux puits, ne comblent qu'en partie cette lacune.

— La protection des sources contre les souillures susceptibles de les contaminer, doit préoccuper constamment les collectivités qui s'en servent. Le périmètre de protection prévu par la loi française du 15 février 1902 est particulièrement utile dans ce but.

— L'eau des citernes et des puits ne doit être affectée à la consommation qu'après avoir été reconnue par les Services d'hygiène comme suffisamment pure et inoffensive en tout temps.

— Des appareils élévatoires appropriés doivent être établis dans tout puits banal.

— Si l'on emploie des procédés chimiques pour épurer les eaux de boisson, avant de les livrer à la consommation, une attention particulière doit être donnée au cas où les réactifs seraient de nature à produire eux-mêmes des perturbations dans l'organisme humain. Leur dosage doit être exactement proportionné aux variations des impuretés qu'il s'agit de faire disparaître, sans qu'un réglage opéré de main d'homme soit nécessaire ; l'excès de réactif doit tout au moins être éliminé automatiquement dans les conditions de sécurité les plus parfaites. —

Il y aurait lieu, semble-t-il, de remanier cet ensemble de vœux :

1° En spécifiant que les municipalités doivent fournir en abondance une eau dont la pureté et la salubrité ont été reconnus et sont contrôlées par les Services d'hygiène.

2° En énumérant par ordre de préférence les diverses eaux auxquelles on peut avoir recours.

3° En indiquant plus complètement quelles mesures doivent être prises pour préserver les eaux de puits et citernes contre les pollutions.

4° En indiquant à quels procédés on peut avoir recours pour épurer les eaux, lorsqu'il est impossible d'en procurer de naturellement pures, et en spécifiant que les procédés chimiques ne peuvent être que des pis-aller et des moyens de fortune.

Evacuation des matières usées. — Les questions relatives à l'évacuation des matières usées : matières de vidange, eaux et ordures ménagères, n'ont été traitées qu'à des points de vue spéciaux, et aucun vœu n'a été émis.

C'est là, sans aucun doute, une lacune qu'il conviendra de combler. Les congrès comme celui-ci doivent élaborer une sorte de code de l'hygiène des habitations et ils doivent donner leur avis même sur les sujets les moins controversés.

Assainissement des îlots insalubres. — Expropriation. — Les précédentes questions sont plus particulièrement du domaine de l'hygiéniste. Les suivantes exigent le concours des sociologues et sont à la fois du domaine de nos congrès et de ceux des habitations ouvrières.

Les résolutions votées dans ces deux séries d'assemblées n'ont pas toujours présenté une conformité parfaite, et il est désirable que les deux comités arrivent à une entente à ce sujet.

Nous insisterons cependant sur ce point que les vœux de Paris et de Genève ont été le résultat d'un accord entre les techniciens et les propriétaires. Ils ont, par conséquent, une valeur pratique indéniable.

Ces vœux sont nombreux.

Les hygiénistes restant strictement sur leur terrain, demandent d'abord :

— Que les municipalités poursuivent d'urgence et de façon méthodique et continue l'assainissement des îlots insalubres.

— Que les expropriations et le lotissement ultérieur des terrains soient effectués de telle sorte que la superficie et la configuration de tous les lots permettent la construction d'immeubles salubres, largement éclairés et ensoleillés dans toutes leurs parties.

— Que les municipalités ne cherchent pas à spéculer sur la revente des terrains provenant d'une expropriation pour cause d'insalubrité ; qu'elles en abaissent au contraire le prix de vente de façon à rendre possible et acceptable pour les acquéreurs l'éta-

et plus claire.

Sans vouloir aucunement imposer notre manière de voir et, à titre d'indication, nous signalerons au cours de ce travail les points qui nous paraissent avoir été omis ou insuffisamment étudiés ou présenter quelque désaccord.

Suivant les décisions de cette assemblée il pourra être statué sur certains des points signalés, tandis que d'autres pourront être renvoyés à l'examen des prochains congrès.

Nous ne nous étendrons pas davantage sur cet exposé et nous allons dès maintenant entrer en matière.

Nous diviserons ce travail suivant le plan ci-dessous :

I. — Décisions s'appliquant aux collectivités en général.

II. — Décisions visant les immeubles privés.

III. — Décisions relatives aux individualités édifiant, exploitant ou occupant ces immeubles.

IV. — Décisions spéciales à certaines catégories d'immeubles collectifs :

1° Locaux garnis.
2° — scolaires.
3° — hospitaliers.
4° — administratifs, industriels ou commerciaux.
5° — militaires.

V. — Décisions visant des catégories envisagées en extention du mot « habitations ». — Habitations temporaires.

1° Habitations flottantes (navires de guerre, de commerce, de pêche ou de plaisance.)

2° Habitations roulantes (chemins de fer, voitures, etc.).

I. — **Collectivités.**

Les congrès se sont prononcés sur un certain nombre de points concernant la collectivité et non l'habitation en elle-même, dont elles concourent cependant à assurer la salubrité.

Ensoleillement. — Tout d'abord ils ont proclamé comme loi fondamentale, la nécessité de faire pénétrer largement les rayons solaires dans les artères des villes.

Ils ont émis à ce sujet un certain nombre de vœux qu'il est possible de condenser ainsi :

— L'importance de l'action directe des rayons du soleil est fondamentale pour la construction des villes.

— Aucune voie nouvelle ne doit être tracée qu'après avis du Bureau d'hygiène ou des Commissions d'hygiène.

IVe Congrès international d'Assainissement et de Salubrité de l'Habitation
Anvers, 31 août - 7 septembre 1913
sous le Haut Patronage de Sa Majesté Albert, Roi des Belges.

Rapport général des précédents congrès,

par M. MARIÉ DAVY,
Secrétaire général de la Commission permanente internationale des Congrès d'Assainissement et de Salubrité de l'Habitation.

A l'occasion du quatrième Congrès international d'assainissement et de salubrité de l'habitation, il a semblé nécessaire au Bureau de la Commission permanente de présenter un compte-rendu général de l'œuvre accomplie par les trois précédents congrès.

Il importe en effet que les assemblées successives ne soient pas exposées à revenir sur les mêmes sujets et à émettre des vœux faisant double emploi avec ceux déjà émis, ou a en émettre qui soient en désaccord avec les résolutions antérieures ; non que les décisions des congrès nous semblent indéfiniment intangibles, mais en raison de ce qu'elles ne doivent être modifiées ou votées à nouveau qu'en pleine connaissance de cause.

Lorsque ces vœux, qui sont actuellement disséminés dans trois gros volumes, seront condensés en un seul rapport restreint, il sera plus facile aux organisateurs des futurs congrès d'élaborer des programmes composés de questions nouvelles, ou placées sous un nouveau jour, et de ne soumettre de nouveau des sujets déjà traités que lorsque des raisons sérieuses existeront de compléter ou remanier les résultats déjà acquis.

Les trois premiers congrès ont accompli un travail considérable et étudié presque toutes les questions ressortissant aux habitations dans l'acception la plus étendue que l'on puisse donner à ce mot. Ils ont émis sur ces divers points un très grand nombre de vœux groupés, pour chaque congrès, suivant l'ordre des sections.

C'est cet ensemble de vœux que nous nous proposons de vous exposer dans ce rapport en prenant une classification générale, un peu différente de celles adoptées à Paris, Genève ou Dresde, mais qui nous a paru de nature à donner une suite plus logique

blisemesnt de servitudes indispensables pour assurer aux immeubles à construire le maximum de salubrité.

— Que les plans d'assainissement, expropriation, lotissement, servitudes, soient élaborés de concert avec des commissions composées d'hygiénistes-techniciens, médecins, architectes et ingénieurs. —

Se préoccupant ensuite de la réalisation de ces mesures d'assainissement, ils demandent :

— Que toutes les mesures d'assainissement des immeubles, notamment en ce qui concerne les voies privées, soient assurées par une procédure aussi simple et aussi prompte que possible.

— Qu'il soit veillé à l'exécution des lois d'hygiène par des fonctionnaires sanitaires relevant d'une administration indépendante des autorités locales. —

Envisageant la procédure même d'expropriation, le Congrès de Paris avait élaboré un certain nombre de règles à suivre, afin que, en fixant l'indemnité due au propriétaire, il soit tenu compte de l'insalubrité de son immeuble.

Ces résolutions ont été reprises à Genève, et le vœu suivant a été émis après entente avec les représentants autorisés des propriétaires.

— L'exécution des travaux d'assainissement doit être facilitée par l'intervention de lois d'expropriation pour cause d'insalubrité publique, qui défalqueraient de la valeur de l'immeuble *considéré comme salubre,* la somme nécessaire pour le remettre en état de salubrité, et qui se préoccuperait également de la reconstruction d'habitations salubres et à bon marché sur l'emplacement des immeubles expropriés ou dans le voisinage le plus immédiat. —

Bien qu'élaboré avec le concours de légistes à l'esprit très précis, ce vœu a prêté à quelqu'équivoque du fait des mots soulignés. Néanmoins il a été l'une des bases sur lesquelles se sont appuyés en France les législateurs pour l'élaboration de la loi d'expropriation pour cause d'insalubrité publique.

Les vœux suivants ont surtout une portée sociale et répondent à la préoccupation de ne léser aucun intérêt respectable par l'application des mesures prescrites.

Ils demandent :

— Que la valeur d'estimation des immeubles soit fixée par un jury, même pour les expropriations pour cause d'insalubrité.

— Qu'aucune décision ne soit prise sans que les propriétaires intéressés aient été entendus dans leurs observations.

— Que l'administration vienne en aide en cas de besoin, aux

propriétaires dans l'exécution des travaux d'assainissement ou par tout autre moyen.

— Que les lois visant la santé publique prévoient l'allocation de secours ou d'indemnités lorsque les mesures prescrites entraîneront pour les personnes visées, des charges exagérées relativement à leurs ressources ou les mettront dans l'impossibilité de trouver un autre local. —

Les congrès se sont aussi préoccupés de l'intérêt des communes en demandant :

— Que les pouvoirs publics encouragent par des mesures fiscales ou autres les municipalités qui entreprendront l'assainissement des quartiers et immeubles insalubres.

— Que pendant la durée de ces opérations, les fonds disponibles leur soient attribués en majeure partie. —

Enfin le vœu suivant sortirait tout-à-fait du domaine de l'hygiène, si l'application des mesures demandées n'avait, en somme, une répercussion directe sur la santé publique. Il est de ceux cependant qui exigent une entente avec les Congrès des Habitations à bon marché.

— La commune doit pouvoir opérer elle-même ou confier à un ou plusieurs commissaires, qui seront de préférence des propriétaires expropriés, les travaux d'assainissement, de transformation des immeubles ou de construction d'immeubles neufs sur les terrains assainis ou transformés.

— Elle doit pouvoir décider qu'une partie de ces immeubles ou de ces terrains sera affectée à des constructions d'utilité publique. Elle devra être tenue d'attribuer, à des conditions fixées par elle, à des Sociétés d'Habitations à bon marché, une partie des terrains expropriés ; après l'exécution des travaux la commune restant libre de revendre la partie des terrains qui n'aura pas été affectée à ces différents buts. —

L'expropriation pour cause d'insalubrité est une des questions soumises aux délibérations de ce congrès. Cette série de vœux a donc pour lui un intérêt tout actuel. Il conviendra de les remettre en mémoire au moment où s'ouvrira la discussion à ce sujet.

Espacer libres. Accroissement des villes. — Ces questions figurent également au programme du congrès et des vœux suivants pourront y être complétés.

— Que les municipalités, même celles des villes à population restreinte, adoptent des plans généraux d'alignement et de nivellement et des règlements sur la salubrité des constructions, afin de prévenir les inconvénients trop souvent constatés dans les agglomérations urbaines qui se sont formées en l'absence de toute réglementation.

— Que l'on prévoie, à longue échéance, l'agrandissement des agglomérations urbaines par l'achat au loin de grandes étendues de terrains reliées entre elles, et constituant pour la future cité agrandie des espaces libres inaliénables.

— Que des encouragements, sous forme de dégrèvement d'impôts ou autres moyens, soient donnés aux propriétaires qui s'engagent à réserver une partie importante de leur terrain pour constituer dans leurs maisons des jardins permanents. —

Casiers sanitaires. — Les congrès se sont prononcés à deux reprises pour l'établissement dans toutes les villes de casiers sanitaires des maisons.

Agglomérations rurales.— Certains vœux émis sont plus spécialement applicables aux agglomérations rurales.

Ils demandent :

— Que les lois visant la protection de la santé publique soient appliquées dans les communes rurales.

— Qu'on y empêche toute construction dans de mauvaises conditions d'hygiène et qu'on y interdise l'habitation dans toute maison insalubre.

— Que les principes d'hygiène admis pour les constructions destinées à l'habitation humaine, soient également appliqués aux installations destinées au logement des animaux.

— Que les écuries, tas de fumiers, etc., se trouvant près des habitations, soient aménagés de telle façon que leurs exhalaisons ne soient d'aucune importunité. —

Les questions relatives à l'assainissement des agglomérations rurales, d'une solution beaucoup plus difficile, en raison du milieu, des ressources restreintes et des difficultés d'action et de surveillance, sont ici un peu sommairement traitées.

Il est désirable qu'elles soient reprises dans un congrès ultérieur.

II. — **Immeubles privés.**

Prescriptions générales. — En ce qui concerne l'habitation privée, il a été d'abord rappelé :

— Que les municipalités ne doivent autoriser la construction d'aucune habitation non conforme à l'hygiène moderne.

— Qu'aucune habitation nouvelle ne doit être occupée sans un permis délivré par les autorités compétentes au point de vue de la salubrité.

— Qu'on doit interdire la location des maisons qui ne sont ou ne peuvent être rendues irréprochables.

— Qu'il y a lieu d'accorder des primes en argent et des diplômes aux maisons hygiéniques. —

Eclairement. — Aération. — A deux reprises les congrès se sont élevés contre les impôts frappant les ouvertures par où pénètrent l'air et la lumière dans les habitations.

— Que le déplorable impôt sur les portes et fenêtres soit définitivement supprimé dans les pays où il est encore en vigueur. —

La préoccupation d'assurer la pénétration aussi large que possible de l'air et de la lumière solaire dans toutes les parties des habitations, a également inspiré les vœux suivants :

— Il y a lieu de construire toutes les baies aérant et éclairant les pièces et annexes de l'habitation de manière à s'ouvrir dans toute la hauteur de l'étage et jusqu'au raz du plafond, et d'une surface proportionnelle à celle des planchers des pièces à éclairer.

— A l'étage supérieur les ouvertures extérieures, en projection verticale, seront proportionnées à la surface des pièces à éclairer. Cette proportion sera déterminée suivant les localités et l'exposition des logements.

Ces ouvertures devront être disposées de telle sorte que ni le soleil ni la pluie ne puissent présenter d'inconvénients, en quelque saison que ce soit.

— Il y a lieu d'interdire la couverture des cours et courettes.

— Il y a lieu de favoriser la conservation des jardins.

— Il faut établir autant que possible et dans toute la hauteur des bâtiments, une large et permanente communication entre les cours et la voie publique. —

Matières usées. — Si ce sujet n'a pas été solutionné par les congrès au point de vue de l'agglomération en général, il a donné lieu par contre, en ce qui concerne la maison, à une série de prescriptions :

— L'assainissement d'une maison exige l'évacuation immédiate de tous les déchets de la vie journalière.

— Il est désirable que les ordures ménagères soient détruites au fur et à mesure de leur production. A défaut, les boîtes destinées à les contenir dans l'intervalle des enlèvements, doivent être imperméables, étanches et fermées. Elles doivent être nettoyées et désinfectées après chaque enlèvement.

— Il est indispensable de pourvoir d'une occlusion hydraulique permanente (siphon) les cuvettes des cabinets d'aisances et tous les orifices de décharge des eaux usées.

— Les conduites d'évacuation et les tuyaux de chute et de descente doivent être aérés d'une manière permanente ; un courant d'air continu devant exister entre l'égout public et l'orifice supérieur des dits tuyaux.

— Les appareils hydrauliques, les chutes et les descentes d'eaux ménagères doivent être établis de manière à être complètement à l'abri de la gelée.

— Ces dispositions doivent être appliquées non seulement aux maisons à construire mais aussi aux maisons existantes.

— L'assainissement d'ensemble de celles-ci doit être effectué et un grand effort doit être fait d'urgence dans ce sens. —

Chauffage. — Bien que cette question ait été mise à l'ordre du jour des congrès, ceux-ci ne se sont pas prononcés sur les méthodes à préconiser et les mesures qu'il convenait de prescrire.

Le Congrès de Paris a toutefois recommandé le chauffage par radiation pour les maisons urbaines.

Cuisines. — Loges de concierges. — Chambres de domestiques. — Les congrès se sont élevés contre la déplorable conception suivant laquelle les principes d'hygiène reconnus nécessaires pour les locaux d'habitation, ne sont pas intégralement applicables aux cuisines, loges de concierges et chambres de domestiques.

Après avoir insisté pour que :

— Les pouvoirs publics tiennent la main à l'application des règlements existants.

Ils ont demandé :

— Que les cuisines soient considérées comme pièces habitables et soumises aux mêmes conditions de cube, d'aération, d'éclairage et de hauteur que celles-ci.

— Que toutes les cuisines soient pourvues d'un système de ventilation permanente qui assure l'évacuation des fumées.

— Que les loges de concierges soient toujours aérées, ventilées et éclairées et de capacité et de hauteur suffisantes, ainsi que le réclame une occupation permanente de jour et de nuit.

— Que dans les chambres de domestiques il existe toujours un conduit de ventilation dont l'orifice supérieur sera disposé de manière à éviter tout retour de gaz.

— Que soit interdit dans tout immeuble neuf, l'aménagement comme local habitable, ceci en vue des chambres destinées aux domestiques, de tout espace, réduit ou autre, n'ayant pas la surface nécessaire et un jour suffisant sur l'extérieur. —

Sous-sols. — A deux reprises les congrès ont indiqué les conditions que doivent remplir les sous-sols pour l'habitation de jour.

— Les conditions d'aération, de ventilation et d'éclairage des sous-sols destinés à l'habitation de jour, notamment les dimensions des baies, doivent être les mêmes que celles des autres pièces habitables. —

L'examen de cette série de vœux montre que la question de la salubrité des immeubles privés, en général, est loin d'être épuisée et qu'elle pourra être reprise et complétée par les congrès ultérieurs.

Il n'y est pas question de la distribution d'eau dans les maisons : Emplacements des robinets, précautions à prendre en cas de double distribution, etc.. Il conviendra aussi d'étudier avec soin la question de savoir si certaines eaux ne peuvent pas attaquer les canalisations en plomb comme on tend à le croire actuellement, et les mesures à prendre dans ce cas.

Les vœux relatifs aux matières usées sont seulement applicables aux maisons urbaines et dans les seules villes pourvues d'égouts. En l'absence d'égout, et notamment pour les maisons rurales, il reste un vaste champ d'action.

La question du chauffage est également à étudier presqu'entièrement.

Enfin nous signalerons encore les sujets suivants sur lesquels les congrès peuvent se prononcer : Matériaux de construction. — Revêtements des sols et des murs. — Protection contre l'humidité montant du sol par capillauté. — Cube d'air et dimensions des pièces. (Le Congrès de Dresde a montré que les opininons étaient très variables à ce sujet d'un pays à un autre.)

Les prescriptions relatives aux cuisines, loges de concierges et chambres de domestiques demandent aussi quelques compléments et, en ce qui concerne les sous-sols, il y a lieu de se mettre d'accord au sujet de leurs conditions de salubrité et des cas où on doit interdire leur habitation.

Locaux ouvriers. — Un certain nombre de prescriptions ont été élaborées spécialement en vue des locaux ouvriers. Les suivantes sont strictement du domaine de l'hygiène :

— Chaque local doit être indépendant et avoir une cuisine particulière.

— On ne doit pas coucher dans les cuisines, caves, couloirs, dépenses, ateliers et, en général, dans aucune pièce où les aliments sont fabriqués, vendus ou déposés.

— Il faut protéger les murs contre l'humidité, la chaleur et le froid.

— Le meilleur revêtement des murs pour les locaux très modestes, est le blanchissage à la chaux.

— Il convient de généraliser l'emploi des sols continus ou l'occlusion des joints et la suppression des angles rentrants.

— Les foyers doivent être construits réglementairement.

-- On doit pourvoir les locaux d'eau en quantité suffisante. Les puits et fontaines doivent être tenus en bon état — le drainage du sol doit être assuré.

— Il faut un closet d'accès direct pour deux ménages ou 10 habitants.

— Les fosses doivent être étanches et couvertes.

— On doit interdire l'habitation dans les locaux qui ne peuvent être assainis ou qui ne reçoivent pas directement l'air extérieur et la lumière solaire. —

Ces divers vœux ont été émis à Dresde. Ce congrès a émis en outre deux vœux qui ont trait à la hauteur sous plafond, au cube d'air, etc., qui sont tellement en désaccord avec ce qu'en plusieurs pays, notamment en France, on réclame comme minimum, que nous demandons leur révision, soit par ce congrès, soit par celui qui suivra.

Entrant ensuite dans le domaine économique et social, les congrès ont tous fait une incursion sur les programmes des congrès des habitations ouvrières.

Ils ont demandé :

— Que la statistique des habitations surpeuplées soit développée ; qu'elle soit appliquée à toutes les villes suivant un cadre uniforme ; qu'elle ne relève pas seulement les nombres d'habitants vivant en état de surpeuplement, mais les quartiers des villes, les îlots ou l'encombrement doit être signalé et la mortalité correspondante ; qu'elle fasse connaître le nombre des logements qu'il faudrait mettre à la disposition des travailleurs.

— Que les pouvoirs publics s'organisent pour la lutte contre l'exode rural et facilitent le retour à la vie des champs par la construction d'habitations rurales hygiéniques à loyers à bon marché.

— Que les pouvoirs publics prennent toutes les mesures propres à améliorer le logement des classes laborieuses, particulièrement qu'ils organisent efficacement la surveillance des habitations par une inspection d'hygiène permanente, constituée en dehors des autorités locales, chargée de surveiller la salubrité de ces habitations et l'application rigoureuse des lois et règlements lus concernant.

— Que les Gouvernements édictent des lois garantissant l'immuabilité du bien de famille.

— Que les communes possèdent le plus de terrain possible en vue de l'amélioration des logements populaires.

— Que l'on crée préalablement un nombre de logements égal à celui que l'expropriation fait disparaître.

— Que les conditions de crédit soient améliorées.

— Que soient développés les moyens de transport reliant les banlieues aux centres des villes.

— Que l'on réserve en principe les habitations ouvrières aux familles ayant au moins 4 enfants.

— Que l'on se préoccupe cependant des logements pour célibataires, afin d'éviter les inconvénients des asiles de nuit.

— Que les lois imposant les retraites ouvrières considèrent comme un acte de prévoyance équivalant à l'assurance ou à la retraite, le fait, de la part du patron ou de l'ouvrier, d'avoir constitué ou épargné une somme égale au minimum exigé par la loi et destinée à l'acquisition d'une habitation urbaine ou d'un domaine rural. —

En outre le Congrès de Dresde a émis quelques vœux relatifs à l'inspection des logements ouvriers. Ces vœux ont un caractère tellement spécial et inquisitorial, qu'il nous semble difficile de les conserver intégralement, et que nous en demandons expressément la révision.

III. — **Décisions relatives aux individualités édifiant, exploitant ou occupant des immeubles.**

Tout d'abord les congrès se sont préoccupés de la nécessité pour les architectes et ingénieurs de connaître les principes d'hygiène de l'habitation.

— L'enseignement de l'hygiène et de ses applications doit faire l'objet de cours spéciaux dans les écoles d'architectes, d'ingénieurs et, en général, dans toutes les écoles préparant à la construction de l'habitation. —

Ensuite ils ont proclamé la nécessité de rendre responsable des infractions à l'hygiène, ceux qui en sont les causes directes.

— Les règlements sanitaires doivent préciser que la responsabilité des infractions à la salubrité incombe à ceux qui en sont, en fait, les véritables auteurs, qu'ils soient ou non propriétaires de l'immeuble. —

Puis ils ont émis un certain nombre de vœux relatifs aux devoirs de ceux qui occupent les locaux :

— Eviter l'encombrement.

— Tenir les locaux en état de propreté et d'aération.

— Ne pas coucher dans les chambres non destinées à cet emploi.

— Ne pas conserver de détritus ou se livrer à des travaux donnant de mauvaises odeurs dans les salles à manger et cuisines.

— Ne pas coucher des enfants au-dessus de 12 ans dans la chambre des parents, et coucher dans des chambres distinctes les enfants de sexe différent à partir de cet âge. —

Ces conseils pourraient être complétés sur bien des points : séchage du linge dans les pièces d'habitation, manque d'aération, etc.

Ces principes, d'ailleurs, devraient être familiers à la population et, pour arriver à ce résultat, les congrès ont préconisé l'enseignement populaire de l'hygiène.

— Les pouvoirs publics doivent concourir à l'éducation sanitaire de la nation par l'organisation méthodique et complète de l'enseignement de l'hygiène et de l'économie domestique.

— Les Gouvernements doivent inviter leurs conseils ou instituts d'hygiène à organiser des conférences populaires tendant à vulgariser les principes d'hygiène, et à les faire pénétrer plus rapidement dans l'esprit des populations rurales.

— Les principes d'hygiène et d'assainissement devraient être condensés en un tableau très clair, dans lequel seraient mis en regard les prescriptions à suivre et les errements à éviter, avec explications des avantages des premiers et des inconvénients des seconds.

— Ce tableau devrait être affiché dans les communes pour l'éducation de la population adulte et dans toutes les écoles, imprimé sur les cahiers, et devrait servir de texte aux leçons des maîtres.

Concurremment à cet enseignement, les congrès ont demandé la généralisation de l'enseignement ménager qui est une des bases de l'enseignement de l'hygiène et de la tenue hygiénique de la maison.

— Les pouvoirs publics doivent favoriser l'extension de l'enseignement ménager.

— Cet enseignement doit comprendre des notions d'hygiène. Cette hygiène ne doit pas être dogmatique mais pratique, mise à la portée de ceux auxquels elle est enseignée. Elle ne doit pas se renfermer dans des formules, mais expliquer les raisons de chaque chose.

— Il est indispensable que ceux qui sont chargés de cet enseignement en aient appris et en comprennent bien les principes qu'ils en connaissent la pratique et qu'ils donnent personnellement le bon exemple.

— Il est désirable que, de plus en plus, des encouragements honorifiques ou autres, soient donnés à ceux qui contribueront à faire pénétrer cet enseignement dans la population. —

Enfin divers autres moyens ont été préconisés :

— Pour encourager les ménages ouvriers à la bonne tenue de leurs logements, il doit être créé des commissions mixtes ayant pour objet de visiter périodiquement ces logements et de décerner soit des livrets de caisse d'épargne, soit une remise partielle de loyers, ou bien encore des objets mobiliers. diplômes, médailles, etc..

— L'éducation sanitaire du campagnard, commencée dès l'école par l'instituteur, doit être continuée :

— par une application sérieuse de l'hygiène municipale ;

— par la voie des affiches, journaux et publications régionales ;

— par les comices agricoles ;

— par les ingénieurs agronomes et les professeurs d'agriculture;

— par les médecins, vétérinaires et sages-femmes ;

— par des instructions imprimées, distribuées gratuitement à chaque famille. —

Désinfection des locaux. — Les moyens d'assainir les locaux contaminés par des malades contagieux ont, à chaque congrès, été l'objet de discussions dont les conclusions ont été :

— Que la déclaration des maladies contagieuses devait être obligatoire et incomber aux propriétaires ou aux occupants des locaux.

— Que dans chaque commune ou groupement de communes devait être établi un service de désinfection.

— Que l'on devait rechercher les moyens de rendre pratique et possible la désinfection des locaux contaminés.

— Que la pulvérisation d'un liquide contenant un antiseptique non volatif est totalement inefficace si elle n'est pas assez abondante pour assurer le mouillage copieux et complet des murs et des recoins poussiéreux.

— Que la désinfection au formol doit être prolongée pendant plusieurs heures sous peine d'ê:tre illusoire.

— Que dans les locaux en mauvais état ou mal entretenus, la meilleure désinfection est un lavage copieux avec des solutions antiseptiques.

— Que les objets de literie ayant servi ne doivent être vendus que s'ils ont été préalablement désinfectés.

— Que les matières premières livrées aux ouvriers et ouvrières travaillant dans leur logement, soient au préalable nettoyées et désinfectées. —

IV. — Décisions spéciales à certaines catégories d'immeubles collectifs.

1° *Locaux garnis.*

Les prescriptions relatives à ces locaux sont assez nombreuses et ont été particulièrement détaillés au Congrès de Dresde :

— Dans toute commune, quelle que soit son importance, il est indispensable, au point de vue de l'hygiène publique, que l'autorité municipale surveille attentivement les conditions de salubrité des hôtels meublés, auberges, logements ou chambres loués en garnis.

— Dans les villes dont la population atteint 5.000 habitants et au-dessus et dans les villes d'eaux, stations balnéaires ou climatiques qui reçoivent pendant la saison officielle au moins 500 étrangers, il doit être institué une surveillance sanitaire spéciale des hôtels meublés et des logements loués en garni.

— Ce service doit visiter au moins une fois par an les établissements soumis à sa surveillance, et s'assurer de la bonne exécution de toutes les prescriptions du règlement sanitaire.

— Ce règlement doit être affiché d'une façon permanente et apparente dans chaque hôtel, et un exemplaire doit être annexé au registre de l'hôtel et tenu à la disposition des locataires qui voudront le consulter.

— Dans les communes de moins de 5.000 habitants, il conviendra de veiller à la bonne aération des chambres, à la propreté rigoureuse des locaux, du mobilier et surtout des objets de literie.

— La location en garni ne doit être permise que si le loueur conserve pour lui et sa famille des chambres en nombre suffisant et indépendantes de celles données en location.

— On ne doit admettre de personnes de sexe différent que si les chambres sont séparées et pourvues d'une entrée spéciale, sauf en ce qui concerne les parents et les enfants au-dessous de 12 ans.

— Chaque locataire doit avoir à sa disposition un lit et un lavabo particuliers, ainsi qu'une serviette de toilette.

— On ne doit pas soigner des malades atteints de maladies graves ou contagieuses dans des chambres servant à plusieurs locataires. La police doit être avisée de telles maladies pour prendre les mesures en conséquence. —

On se rend facilement compte, en lisant ces vœux, qu'il y a pour un futur congrès une tâche importante à réaliser pour compléter ces prescriptions. D'ailleurs, un projet de réglementation très complet, présenté en 1904 au Congrès de Paris, a été renvoyé à l'examen d'un congrès ultérieur.

D'autre part, au Congrès de Genève, des vœux ont été émis au sujet des logements pour émigrants. Ils seront rappelés dans le rapport présenté à ce sujet par le docteur Borel, au nom de la Commission permanente française.

2° *Locaux scolaires.*

Les Congrès de Paris et de Genève ont consacré les séances de sections spéciales à l'étude de cette question. Les vœux émis forment un ensemble très complet qui embrasse toute l'hygiène des locaux scolaires.

Toutefois ces vœux s'appliquent plus particulièrement aux externats et surtout aux écoles primaires.

En ce qui concerne les écoles supérieures et les pensionnats, il reste un vaste champ, notamment pour les dortoirs, réfectoires, cuisines, communs, etc..

Les vœux sont les suivants :

— Il est à désirer que les pouvoirs publics considèrent les édifices scolaires comme une manifestation significative de la société moderne, au même titre que les hôtels-de-ville, les théâtres, les bibliothèques, etc., et qu'ils réservent pour la construction des bâtiments scolaires, soit dans les villes, soit dans les campagnes, les emplacements les meilleurs, les plus beaux et les mieux situés, en profitant autant que possible des espaces libres.

— Pour les constructions scolaires, l'architecte, aidé des conseils de l'hygiéniste, doit subordonner les aspects esthétiques aux principes et aux règles de l'hygiène.

— Des subsides plus larges doivent être attribués par les autorités supérieures aux écoles dans lesquelles les installations hygiéniques sont plus parfaites.

— L'éclairage unilatéral des salles d'étude, seul recommandable, doit être propagé.

— L'ensoleillement des salles de travail et des dortoirs, doit toujours être assuré.

— Les baies d'éclairage doivent être, autant que possible, opposées aux ouvertures par lesquelles les rayons solaires pénètrent dans les salles de travail, de façon qu'on puisse aveugler ces dernières ouvertures, tout en éclairant convenablement les salles pendant les heures de travail.

— La largeur des salles de travail ne doit pas dépasser une fois et demie leur hauteur, afin d'obtenir un bon éclairage jusqu'au fond.

— La surface par élève doit être au minimum de $1^{m}25$ et le cube, de 5 mètres.

— Le sol de toute école doit être parfaitement uni, ne pas avoir de fissures retenant les poussières, et établi en matériaux résistants pouvant supporter d'abondants lavages et sécher rapidement.

— Les murs intérieurs doivent présenter une surface unie avec angles arrondis, et pouvoir être lavés fréquemment sans dommage.

— Toute école doit être largement alimentée d'eau potable.

A défaut d'eau potable, les services de nettoyage devront être pourvus d'eau non potable. Toutes mesures doivent être prises pour éviter absolument la confusion entre l'eau potable et l'eau non potable, qui devra d'ailleurs être inaccessible aux enfants.

— Des bains douches et des bains ordinaires doivent être donnés aux enfants dans des locaux disposées ad hoc.

— Les écoles doivent être pourvues à chaque étage, de water-closets, à raison d'un au minimum pour 40 enfants.

— Les water-closets doivent être, à moins d'impossibilité absolue, du système dit « tout à l'égout » avec réservoirs de chasse lavant abondamment la cuvette, à chaque visite ; qu'ils soient bien éclairés et aérés et placés de telle sorte que leur odeur ne puisse refluer dans l'intérieur de l'école. —

Sont, en outre, prescrits :

— La suppression des fosses fixes et puisards.

— A défaut d'égout, l'emploi de l'épuration bactérienne.

— La suppression des calorifères à air chaud et des appareils à combustion lente.

— L'isolement des radiateurs, qui ne doivent être, en aucun cas, masqués par des encaissements en boiserie.

— La ventilation continue des classes, automatique et indépendante de la volonté des occupants, et suffisante pour renouveler l'atmosphère au moins trois fois par heure.

— L'aération intense des classes après leur évacuation, pendant 10 minutes.

— La surveillance du bon fonctionnement des appareils de ventilation continue et le contrôle par des analyses d'air prélevés dans les classes.

— Les vestiaires distincts des classes.

— L'aménagement des classes de façon à éviter l'accumulation des poussières et à faciliter leur enlèvement.

— L'installation dans tous les pensionnats d'une infirmerie avec une salle spéciale de contagieux, pourvue d'une tisannerie et d'un water-closet spécial. Les poussières de cette salle devant être recueillies avec des précautions particulières, détruites par le feu ou noyées dans un liquide antiseptique ; rien ne devant sortir de cette salle sans désinfection préalable, et des lavages fréquents du sol et des murs avec un liquide antiseptique devant être effectués.

— Le mobilier scolaire doit être adapté à la taille de ceux qui s'en servent ; le pupiptre ne doit pas être à plus de deux places.

— Il doit être fait chaque année une inspection médicale des locaux scolaires, à une époque variable. L'inspecteur devra vérifier l'état d'entretien du matériel des locaux et water-closets ; il devra s'assurer que les élèves sont installés à des tables proportionnées à leur taille et que les myopes sont placés dans les parties les moins éclairées.

— Un enfant atteint de maladie transmissible ne doit pas être admis à l'école. —

Quelques autres vœux ont complètement dépassé les cadres de nos congrès et traitent de l'hygiène individuelle des écoliers ; nous les citons pour mémoire.

3° *Locaux hospitaliers.*

Les congrès s'en sont presqu'uniquement tenus aux généralités sur ce sujet.

Ils ont demandé :

— Que le cube d'air par malade devait être de 40 m. cubes au minimum.

— Que les maladies contagieuses ou infectieuses doivent être traitées dans des hôpitaux ou pavillons spéciaux appropriés à leur prophylaxie et à leur traitement.

— Que l'on crée des hôpitaux spéciaux pour tuberculeux, avec séparation des tuberculoses ouvertes et fermées.

— Que dans les hôpitaux de contagieux les matières doivent être transportées ou conduites sans déperdition ni dissémination possible de leur lieu de production, à une usine annexée à l'hôpital où les solides sont détruits, de préférence par le feu, sans manipulation, et les liquides stérilisés avant leur sortie. —

4° *Locaux administratifs, industriels et commerciaux.*

Cette question, extrêmement vaste et importante, n'a été pour ainsi dire qu'effleurée.

Au sujet des premiers, le Congrès de Genève a émis le vœu :

— Que les Etats améliorent les locaux occupés par leurs employés sous le rapport de l'air, de la lumière et de l'habitabilité.

— Que ces locaux soient visités au moins deux fois par an, par une commission sanitaire.

— Qu'ils soient désinfectés à des dates fixes suffisamment rapprochées.

— Qu'ils soient soumis chaque jour à un nettoyage humide en l'absence des employés.

Pour les seconds ils ont demandé :

— Une ventilation constante des ateliers, basée sur la nature du travail et la quantité d'ouvriers présents dans un même local.

— L'obligation pour les patrons d'installer dans leurs établissements des lavabos permettant un nettoyage fréquent des mains de leurs employés. —

Enfin, pour les théâtres, ils ont demandé :

— Que des médecins hygiénistes fassent partie de leur commission de surveillance. —

5° *Locaux militaires.*

Les sections spéciales des congrès ont, à Paris et à Genève en particulier, eu des discussions particulièrement suivies, et ont élaboré les vœux suivants :

— On ne doit édifier des casernes que sur des terrains salubres, à proximité mais en dehors des agglomérations urbaines, suffisamment vastes pour y réaliser le casernement hygiénique moderne, et alimentés par une eau de bonne qualité et en quantité suffisante pour tous les besoins.

— Dans les commissions chargées d'établir des types de casernes nouvelles ou d'améliorer les anciennes, le médecin militaire doit prendre place, avec voix délibérative, et il doit être fait appel à ses connaissances hygiéniques.

— Dans les commissions chargées d'établir des types de casernement des unités tactiques, les chambres de faible contenance et la séparation, aussi complète que possible des locaux accessoires.

— Dans l'évaluation du cube d'air des chambrées il faut tenir plutôt compte de la surface horizontale que de la hauteur, celle-ci pouvant être réduite à 3m50, de telle sorte que l'écartement entre les lits ne puisse jamais être inférieur à 0m80.

— Dans l'évaluation de la valeur sanitaire d'une caserne, on ne doit pas seulement tenir compte des conditions hygiéniques qu'elle paraît réaliser, mais encore de la statistique des maladies infectieuses qui s'y sont produites. —

V. — Décisions relatives aux Habitations temporaires.

1° *Habitations flottantes.*

Cette question est une de celles qui sont inscrites à l'ordre du jour de ce congrès. Nous demanderons à la section qui la traitera, de ne pas voter de résolutions sans s'être remis en mémoire les vœux des précédents congrès.

Ces vœux demandent :

— Que la connaissance de l'hygiène soit développée par des cours spéciaux dans tous les milieux maritimes, dans les Ecoles supérieures de la marine et plus particulièrement dans les écoles qui forment les Ingénieurs des constructions navales.

— Que cet enseignement soit donné aux élèves-officiers de la marine marchande.

— Qu'un médecin autorisé soit appelé à siéger dans les conseils supérieurs des marines marchandes.

— Que les postes de médecins attachés aux commissions d'examen ou d'armement des navires en construction, soient confiés à des médecins expérimentés, préalablement éduqués en génie sanitaire.

— Que dans les ports, les pouvoirs en matières médicales soient centralisés dans les mêmes mains, afin d'organiser le service médical du port.

— Que le médecin du port fasse partie de droit de toutes les commissions navales ou sanitaires siégeant dans ce port.

— Que le plan de chaque navire soit, avant toute exécution, l'objet d'un examen et avis médical motivé, sur les conditions hygiéniques générales, l'habitabilité, la ventilation et les aménagements sanitaires.

— Que, la mauvaise ventilation étant le défaut capital de construction qui entraîne une partie des autres, sa transformation doit être entreprise et réalisée partout où il est utile.

— Que les navires étant, en fait, à la fois des hôtelleries, des magasins et des usines, soient, en ce qui concerne leur construction et leur exploitation, soumis aux mêmes formalités que celles qui régissent la construction et l'exploitation des dits établissements.

— Que les mesures prophylactiques à prendre en ce qui concerne les bateaux des canaux et rivières, soient désormais prévues dans les règlements sanitaires des différents pays. —

2° *Habitations roulantes.*

Sur ce sujet ont été émis une série de vœux relatifs aux chemins de fer.

Ces vœux constatent d'abord qu'il y a lieu de se préoccuper de la souillure incessante des voitures par les voyageurs de jour et de nuit, parmi lesquels il en est qui sont atteints de maladies contagieuses :

— Il faut aménager les voitures de façon à en faciliter le nettoyage et la désinfection.

— Le nettoyage à sec est condamnable.

— Le nettoyage humide est recommandé, mais on ne peut en faire usage pour les garnitures intérieures.

— Le nettoyage par aspiration doit être développé.

— Il convient de réduire et simplifier les garnitures intérieures des voitures, de remplacer le capitonnage par du drap tendu ; de rendre les garnitures le plus possible amovibles ; de supprimer les ornementations en creux et en relief, et de les remplacer par des revêtements lisses pouvant être lavés.

— Il faut disposer la partie située en arrière des banquettes de façon à empêcher l'accumulation des poussières et à en rendre le nettoyage facile.

— Les Compagnies de chemins de fer doivent adopter des mesures rigoureuses de nettoyage, combinées avec les procédés par le vide ou la désinfection, surtout dans les régions fréquentées par les malades contagieux.

— L'interdiction de cracher dans les voitures doit être affichée d'une façon très visible dans chaque compartiment, couloir et plate-forme.

— L'aération, le chauffage et l'éclairage des voitures doivent être conçus d'après un système qui permette d'en assurer et d'en régler l'usage rationnel.

— Il est désirable que l'on étudie un siège de W. C. permettant la position assise ou accroupie.

— Il est indispensable de mettre à l'étude un procédé empêchant les voyageurs de faire usage des W. C. pendant l'arrêt des trains.

En ce qui concerne les chemins de fer souterrains, les congrès ont demandé :

— Que l'on prenne des mesures pour que les poussières de la voie ne puissent se soulever.

— Que les quais soient munis de crachoirs.

— Que les voitures soient nettoyées chaque jour et désinfectées périodiquement.

— Que les produits du balayage et du nettoyage du sol, des murs et des voitures soient recueillis dans des récipients spéciaux pour être ensuite détruits. —

Enfin nous citerons un vœu demandant qu'on étudie la question des applications antipoussiéreuses sur les routes. —

CONCLUSIONS.

Tels sont les résultats des délibérations des trois précédents congrès.

Ces vœux, ces conseils ont eu indiscutablement en France, et très certainement dans les autres pays, une influence considérable sur les progrès réalisés dans l'hygiène de l'habitation, sur les lois et règlements promulgués depuis.

Nous demanderons aux hygiénistes des différents pays qui sont présents à ce congrès de vouloir bien nous fournir, en vue des futurs congrès, soit ici même, soit par écrit, toutes indications concernant :

1° Ce qui est fait dans leur pays dans le sens de ces résolutions.

2° Ce qui pourrait être fait.

3° Leurs manières de voir sur la possibilité ou la non possibilité, d'appliquer dans leur pays les réformes demandées.

Il sera possible ainsi d'établir pour le prochain congrès un rapport complémentaire de celui-ci, mettant définitivement au point la question.

Pour terminer nous demanderons à l'Assemblée la permission d'émettre un vœu :

« Que, pour que les congrès successifs forment une suite logi-
» que et un ensemble raisonné, leurs comités, d'accord avec la
» Commission permanente, s'inspirent pour élaborer leurs pro-
» grammes, de l'œuvre déjà accomplie pour la compléter métho-
» diquement sans retours inutiles en arrière. »

« Que les vœux déjà acquis ne soient pas repris, sous une forme
» analogue ou différente, sans que le congrès soit appelé à se pro-

» noncer expressément sur la nécessité de ce rappel ou de cette » modification. »

Enfin, nous adressant aux Comités des Congrès des Habitations à bon-marché et de l'Assainissement des Habitations, nous demanderons :

« Qu'une entente intervienne, afin que les Congrès d'Assainis-
» sement et de Salubrité de l'Habitation et des Habitations à bon-
» marché, se maintiennent autant que possible dans leurs attri-
» butions respectives, et que l'étude des questions qui intéressent
» les deux groupements et ne peuvent être disjointes, se fasse d'un
» commun accord, soit dans une assemblée commune, soit par voie
» de consultation successive. »

Une réunion des deux comités internationaux devant avoir lieu à La Haye, à l'issue de ce congrès, nous demandons, comme secrétaire général, au nom du Bureau de notre comité, que le Congrès veuille bien se prononcer à ce sujet.

www.ingramcontent.com/pod-product-compliance
Ingram Content Group UK Ltd.
Pitfield, Milton Keynes, MK11 3LW, UK
UKHW012311240726
13966UKWH00005B/1808